C000100886

1 MONTH OF
FREE
READING

at

www.ForgottenBooks.com

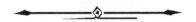

By purchasing this book you are eligible for one month membership to ForgottenBooks.com, giving you unlimited access to our entire collection of over 700,000 titles via our web site and mobile apps.

To claim your free month visit:
www.forgottenbooks.com/free359462

ISBN 978-0-484-21734-7
PIBN 10359462

This book is a reproduction of an important historical work. Forgotten Books uses
state-of-the-art technology to digitally reconstruct the work, preserving the original format
whilst repairing imperfections present in the aged copy. In rare cases, an imperfection in
the original, such as a blemish or missing page, may be replicated in our edition. We do,
however, repair the vast majority of imperfections successfully; any imperfections that
remain are intentionally left to preserve the state of such historical works.

Soll man bei der Operation der complicirten doppelseitigen Hasenschartenbildung den Zwischenkiefer erhalten oder wegnehmen?

Inaugural-Dissertation

zur Erlangung der Doctorwürde

in der

Medicin und Chirurgie

der

medicinischen Facultät zu Jena

vorgelegt

von

Ludwig Koch

aus Duderstadt.

Jena, 1877.

Druck von A. Neuenhahn.

Die Hasenschartenoperationen zählen zu den schwierigsten Operationen auf plastischem Gebiete; handelt es sich doch um nichts Geringeres als um die Constituirung einer vollen abgerundeten Lippe, eines Mundes mit seiner natürlichen Wölbung, einer Nase in gehöriger Höhe und Breite und eines geschlossenen einheitlichen Kiefers aus rudimentärem Material und doch will dieses schwierige Kunststück zu Nutz und Frommen der Leidenden aesthetischer, sanitärer und socialer Gründe halber ausgeführt sein.

Ein wenig Eitelkeit hat schliesslich jeder Mensch besonders in Bezug auf die bloss und offenliegenden Theile des eigenen Körpers, wie Nase, Lippe und Mund, Theile, zu denen sich die Aussenwelt so ausserordentlich viel hingezogen fühlt. Eine Spalte in der Lippe verunstaltet sehr, und es gewährt wenig Trost, dass sie zur Unterscheidung von der des Hasen eben seitlich vorkommt, und welche Verunstaltung erst, wenn bei doppelter Hasenscharte noch ein rüsselförmig vorspringender Zwischenkiefer hinzukommt.

Zudem participirt an der Verunstaltung stets die Nase; die Nasenflügel sind gespannt, ausgedehnt in Folge der Verbindung mit den seitlichen Theilen der Lippe, wodurch die Nase flach und abgeplattet erscheint. Mit den Jahren in Folge der stärkeren Entwicklung der Gesichts-

1*

Muskeln wird die Spalte immer grösser, die Nase immer platter — der ein oder zweimal getrennte M. orbicularis oris vermag nicht das antagonistische Gleichgewicht den Mm. levatoris labii et anguli oris zu halten.

Die Spaltungen können so tief und ausgedehnt sein, dass die Oberlippe fehlend und Nase und Mund als eine grosse Höhle erscheint. Bei so extrem hohen Graden möchte das neugeborene Kind wohl kaum gedeihen können; zum Glück sind sie selten. Minder hochgradige Fälle sind wenn auch nicht geradezu tödtlich, so doch im hohen Grade Gefahr drohend für das Kind. Das breite Offenstehen des Mundes gibt leicht Veranlassung zu Catarrhen und Pneumonien; die Spalten im Gaumen begünstigen das Verschlucken und bilden Hindernisse für Schlucken, Kauen und Ausspucken.

Ein wesentlicher nicht zu unterschätzender Uebelstand bei gleichzeitigen Spaltungen des weichen und harten Gaumens ist die Sprachstörung, welche die sociale Stellung des Betreffenden sehr beeinträchtigen kann. Die Kinder lernen schon sprechen, ihre Sprache ist undeutlich und näselnd, eine Folge der unvollständigen Absperrung der Mund- und Nasenhöhle. Dieser Uebelstand wiegt um so schwerer, als es bis jetzt nicht gelungen ist, trotz aller organischen Plastik, trotz mucös-periostaler und osteoider Uranoplastik der Sprache den normalen Ton zu geben. Schuld daran ist die ungenügende Funktion des restituirten Gaumensegels, das in zweifacher Hinsicht zu leiden hatte, einmal an Substanzverlust bei Vereinigung seiner Seitenhälften und dann an Höhe durch die nachfolgende Narbencontraction.

Es bleibt der Zeit überlassen, Mittel und Wege zu erfinden, um der Operation ein möglichst hohes, überhaupt möglichst normales Gaumensegel an die Hand zu geben.

Uebersieht man die in den Büchern und Schriften angegebenen erfundenen Methoden der Operation der complicirt doppelseitigen Hasenschartenbildung, so scheint freilich die nächste Zukunst keine Aussicht auf neue Erfindungen mehr zu haben; — so zahlreich und erschöpfend sind die vorgeschlogenen Operationswege.

Alle suchen dasselbe Ziel zu erreichen, nämlich die Entstellung und die Defecte zu heben und das Annormale möglichst normal erscheinen zu lassen. Es ist nun selbstverständlich, dass nicht alle Wege gleich leicht und befriedigend zum Ziele führen, sondern der eine mehr oder weniger bequem und vortheilhaft als der andere.

Welches aber der sicherste und beste Weg ist, darüber ist zur Zeit die chirurgische Welt noch uneinig, und die Uneinigkeit beginnt schon bei der Voroperation, wo es sich darum handelt, den Zwischenkiefer zu erhalten und an seinen normalen Platz zurückzuführen oder ihn einfach fortzunehmen. Die diesbezügliche Frage ist in den meisten Handbüchern zu Gunsten der Erhaltung entschieden worden; mir scheint das etwas voreilig, denn wer hätte sich bislang mit diesem Verfahren eines Erfolges rühmen können, der nichts zu wünschen übrig liess? und selbstredend sind bei einer Entscheidung hujus rei nur die Erfolge sprechend.

Die Frage, ob man den Zwischenkiefer erhalten oder wegnehmen soll, zu beantworten, erfordert langjährige Erfahrung und dazu das Glück, die operirten Patienten in späteren Lebensjahren wieder zu sehen. Unter der Nadel und kurze Zeit nachher macht sich für gewöhnlich die Sache ganz gut, man hat die Theile so geschoben, wie sie normal stehen sollten und überlässt das Weitere dem Schaffen und Wirken der Natur. Der Operateur hegt die besten Hoffnungen, aber es dauert doch immer etwas lange, und der Patient wird auf Urlaub entlassen.

Was aus dem Operirten später geworden ist, darüber schweigt in den meisten Fällen die Geschichte — er ging und kehrte nicht wieder; sei es aus Undankbarkeit, sei es weil der Tod ihn ereilte, darüber mag ich nicht entscheiden.

Immerhin aber haben vorzugsweise solche Stimmen entschieden Berechtigung und Geltung und Anspruch auf Beachtung, die aus langjähriger Erfahrung reden und den Anblick operirter Hasenschartler in späteren Lebensjahren zu schildern vermögen.

Zu letzteren gehört insbesondere mein allverehrter Lehrer, der Herr Geh. Hofrath Dr. F. Ried, der während seiner ein halbes Sekulum umfassenden Thätigkeit eine grosse Anzahl von complicirten doppelseitigen Hasenscharten nach fast allen herrschenden Methoden operirte, der Fälle manchen in späteren Jahren wiedersah, die erhaltenen Resultate vergeblich und sein Gesammturtheil zur Anfertigung einer Doctorarbeit zu verwerthen mir erlaubte. Ich verfehle nicht, ihm an dieser Stelle für das gebotene Material und die freundliche Hülfeleistung besten Dank zu sagen.

Die ältesten Berichte über Hasenschartenoperationen stammen von Celsus und später von Abulcasem; sie liessen es bewenden mit der Deckung des Defectes durch Hautverschiebung nach Seitenschnitten.

Doch müssen wohl die Resultate nicht sehr glänzend gewesen sein denn eine lange, lange Zeit, das ganze

Mittelalter verging, bis einmal wieder Kunde von ausgeführter Hasenschartenoperation kam. Es waren französische Chirurgen Paré und Franco, darnach Louis, die dieserhalb von sich reden machten. Interessant zu hören ist die Art und Weise ihrer Anfrischung, so räth Louis, man solle zur Aufschärfung der getheilten Ränder dieselben 12 Stunden lang mit Blasenpflaster bedecken oder sie mit einem in eine Auflösung von Aetzstein oder Schwefelsäure getauchten Pinsel berühren.

Schon Boyer (Textor) räth davon ab, man solle dieses Verfahren nur anwenden, wenn der Kranke eine unüberwindliche Furcht vor dem Messer habe. Was den vorspringenden Zwischenkiefer betrifft, so räth er, denselben durch lange fortgesetzten Druck zurückzubringen. Zu dem Zwecke gebrauchte er Binden und Compressen, die nach Vervollkommnung der Technik durch vermittelst Federkraft angedrückte Pelotten ersetzt wurden. (Desault). Letzterer sowie Argasse und Davis wollen Erfolge damit erzielt haben; welcher Art dieselben gewesen seien, bleibt dahingestellt.

Dieses Verfahren erfreute sich keiner grossen Verehrung, weil zunächst das Tragen eines solchen Apparates zu lästig ist, und die Vorbereitungszeit sich zu lange hinziehen dürfte, ausserdem aber mit dem Zurückdrängen zugleich eine Formveränderung der Nase nöthig wird. Daher verliess die chirurgische Welt diesen sich lang hinziehenden ermüdenden Weg bald und gelangte auf Irrwegen zu Gensoul's Schmiede.

Dieser fasste mit starker Zange den vorstehenden Zwischenkiefer und stiess ihn unter Fractur und Dislocation der Nasenscheidewand mit einem Rucke an seinen Platz in den Alveolarbogen zurück. Dieses rohe Ver-

fahren konnte keinen rechten Eingang finden; es ist
fraglich, ob bei der überwiegend knorpelig elastischen
Beschaffenheit der Scheidewand, wie sie bei Kindern sich
findet, ein derartiges Verfahren ausführbar ist. — B. v.
L a n g e n b e c k wenigstens erzählt, dass er vergebens den
Versuch gemacht habe. Ausserdem ist die Operation
auch insofern gefährlich, als man nicht in der Lage ist,
die Stelle und die Ausdehnung des Bruches bestimmen.
Sie wird wohl nicht mehr geübt und nur das historische
Interesse bewahrt sie vor Vergessenheit.

Mehr Beachtung verdienen schon S i m o n's „Nä-
senflügellappen", gebildet jederseits durch einen bogen-
förmigen Schnitt um die Nasenflügel, an den sich ein
Zweiter nach aussen convexer Bogenschnitt anschliesst.
Durch Vernähung derselben mit dem Mittelstücke soll
vollständige Zurückdrängung erfolgen.

H e i n e c k e macht's ihm nach und B u s c h in ähn-
licher Weise; letzter versichert, selbst bei starkem Vor-
springen des Zwischenkiefers denselben durch einfache
Vereinigung der Lippenspalten in I. und II. Sitzung zu-
rückgedrängt zu haben.

R o s e r spricht in seinem chirurg. Lehrbuche Beden-
ken gegen dieses Verfahren aus:

1. das Hinüberheilen der Lippe über den Knochenvor-
   sprung würde die Spannung der Naht vermehren,
   und zweitens
2. würde bei starker Tendenz des Zwischenkiefers zum
   Vorwärtswachsen die Lippe nur geringen Wider-
   stand leisten können, und wollte man einen Heft-
   pflasterverband zu Hülfe nehmen, so würde durch
   den Druck der Lippe, die schon ohnehin gespannt

ist, gegen den Knochen leicht Behinderung der Circulation erfolgen.

Gehen wir weiter zu den neueren Operationsmethoden, die vorzugsweise geübt werden — es sind das die keilförmige Excision und die Incision.

Die Excision — ihr Autor ist Blandin — besteht in dem Ausschneiden eines dreieckigen Stückes der Nasenscheidewand dicht hinter dem Zwischenkiefer, die Spitze des Dreiecks nach oben gerichtet, die Basis so breit, dass man den Zwischenkiefer bequem in den Alveolarbogen zurückdrängen kann. Unaufhörliche und schwer zu stillende Blutungen erschwerten sehr die Operation.

Dieses Uebelständes halber modifizirte Bruns das Verfahren dahin, dass er vor der Excision am freien Rande des Vomer vor und hinter den beabsichtigten Schnitten je eine Naht anlegte, die nach der Excision geknüpft wurde und so durch die Compression der Wundflächen gegen einander der Blutung Einhalt that.

Die Incision ist durch B. v. Langenbeck ins Leben gerufen worden. Zuerst versuchte er es mit einem Schnitte von vorn nach hinten — er erwies sich bald als unzureichend und dem Zwecke nicht entsprechend. Darauf führte er den Schnitt von unten nach oben hoch hinauf, um den Zwischenkiefer möglichst beweglich und verschiebbar zu erhalten.

Bedeutende schwer zu stillende Blutungen traten ein und hinderten die Operation, dazu kam die Gefahr der mangelhaften Ernährung resp. der Necrose des Knochens.

Daher änderte Bardeleben das Verfahren dahin, dass er der Incision die Ablösung der Schleimhaut und des Periostes der Nasenscheidewand vorangehen liess.

Zur Fixirung des beweglichen Zwischenkiefers in dem Alveolarbogen diente entweder die „Knochennaht" zur Verbindung des Alveolarfortsatzes des Zwischenkiefers und des Oberkiefers, oder es wurden beiderseits mucösperiostale Läppchen abgelöst und zusammengenäht. In anderen Fällen, wo der Zwischenkiefer zu klein war, fanden Rinnen von Guttapercha Anwendung.

Roser vereinigte die übereinandergeschobenen Theile der Nasenscheidewand durch eine Knochennaht am unteren Rande des Vomer. —

König will den besten Erfolg mit der sofortigen Vernähung der Lippe über dem zurückgebogenen Zwischenkiefer erzielt haben.

Ueber die Güte und Anwendbarkeit einer Operation entscheidet der Erfolg, und wir nennen diejenige die beste, welche an meisten leistet und befriedigt. Letzteres wird der Fall sein, wenn sie die oben genannten Uebelstände der complicirt doppelseitigen Hasenschartenbildung zum Verschwinden bringen kann, wenn sie beseitigt:

1. die Entstellung
2. die Deglutitionsbeschwerden
3. die näselnde Sprache.

Die Incisionsmethode hat sich dieser Erfolge nicht zu erfreuen; höchstens corrigirt sie durch die Zurückdrängung des beweglichen Zwischenkiefers einigermassen die Entstellung. Der beweglich gemachte Zwischenkiefer aber bleibt beweglich und verwächst nicht mit den entsprechenden Theilen des Oberkiefers.

In Folge des mangelnden innigen Contactes bleibt auch sein Wachsthum selbst bei Erhaltung des Periostes nicht im gleichen Schritt mit dem der Alveolarfortsätze des Oberkiefers.

Zudem schliesst sich wohl kaum die Spalte des harten Gaumens von selbst, es bleiben die Deglutitionsbeschwerden bestehen und erfordern zu ihrer Beseitigung jener schwierigen und oft missglückenden Operation die „Uranoplastik". Immerhin aber persistirt der dritte nicht zu unterschätzende Uebelstand, die „näselnde" Sprache, die im socialen Verkehr dem betreffenden Individuum viele Hindernisse und Unannehmlichkeiten bereiten kann.

Gleiche Beurtheilung findet die keilförmige Excision. Was wir darüber erfahren, spricht nichts weniger als zu ihrem Gunsten; selbst Bruns, ihr eifrigster Anhänger und Vertheidiger, gesteht, dass unter den vielen Operationen mit keilförmiger Excision kaum eine vollständig gelungene Heilung zu finden sei.

Bruns gibt in seinem Handbuche eine Zusammenstellung der in der Literatur zerstreuten Fälle von Keilexcision.

Den Zwischenkiefer finden wir in den meisten unverwachsen und beweglich, sogar noch durch weite Spalten vom Kieferbogen geschieden; wo er vollständig fest und unbeweglich gemeldet wird, begleitet ein zweifelndes? dieses Curiosum.

Hinsichtlich der Stellung des Zwischenkieferknochens und der Zähne erwähnen einige Abweichungen nach rechts, nach links, nach rückwärts, abwärts und vorwärts. Einige Male war die Blutung so arg, dass der Tod durch Convulsionen eintrat, ein anderes Mal konnte die Blutung nur nach Wegnahme des Zwischenkiefers gestellt werden. Hie und da gelang die Reposition sehr unvollständig,

und es musste später das ganze Zwischenkieferstück fort-
genommen werden.

Bruns berichtet ausführlich über eine eigene der-
artige Operation an einem einige Monate alten Kinde
und schilderte den Zustand desselben nach Verlauf von
sechs Jahren — darin finden wir:

1. Ungenügende Breite der Oberlippe, Einkerbung in
   der Mitte.
2. Arg voluminöse Unterlippe.
3. Enge des rechten Nasenloches wegen der seitlich-
   gewichenen Nasenscheidewand.
4. Zwischenkieferstück unverwachsen.
5. Eine von vorn nach hinten breiter werdende Spalte.

Aehnliche Resultate lieferten 8 vom Herrn Geh. Hofrath Dr. F. Ried nach dieser Methode ausgeführte Operationen; es sei mir gestattet, einen von den Fällen, an
dem man das Resultat der Operation bis zum 13. Jahre
verfolgte, und der darin einzig dasteht, ausführlich zu er-
zählen und der Literatur zu übergeben, zumal er auch
recht geeignet ist, die Frage, ob man mit oder ohne Erhaltung des Zwischenkiefers operiren soll, zu richtiger
Entscheidung zu bringen.

W. Alwine, 11 Monate alt, aus Gera.

Die Mutter des Kindes, eine kräftige und gesunde
Frau, hat sieben mal geboren, viermal normal gebildete
aber todte Kinder; die drei lebend geborenen waren
sämmtlich mit einem mehr oder weniger hohem Grade
von Lippenspalte behaftet. Das erste und zweite hatte
eine vollkommene einseitige mit Kieferspalte complicirte
Lippenspalte; das erste zeigte ausserdem bis zu seinem
in der 16. Woche erfolgtem Tode eine Spalte in der

Stirnnaht. Das dritte Kind ist das jetzt der Anstalt übergeben; es ist ausserordentlich schwach und in der Entwicklung zurückgeblieben, so dass es kaum einem 4 oder 5 Monate altem Kinde gleicht. Die todtgeborenen aber normalen Kinder alterniren mit den an Lippenspalten leidenden.

Die Missbildung höchsten Grades bedingt eine erschreckende Entstellung. Die sehr breiten Lippenspalten reichen bis in die Nasenlöcher, die Nasenflügel sind flach ausgespannt, die Nasenspitze prominirt wenig, unmittelbar unter der Nasenspitze befindet sich der rundliche Lappen des mittleren Lippentheils und der Zwischenkiefer, die beide so weit nach vorn ragen, dass sie mit dem Nasenrücken in gleicher Linie stehen und fast einen Zoll vor dem Niveau der Oberlippenstücke; das Zwischenkieferstück zeigt nur etwas seitliche Bewegungen, einem Drucke nach rückwärts widersteht es; die seitlichen Oberlippentheile sind klein und bilden halbrunde Lappen, der harte und weiche Gaumen sind in ihrer ganzen Ausdehnung gespalten, die Spalte ist sehr breit, der untere Rand des Vomer theilt die Spalte in zwei seitliche Hälften.

Das Kind wurde am 24. April 1856 aufgenommen. Nach einem Aufenthalte von 2 Monaten in der Anstalt hatte sich dasselbe bei entsprechender Kost und Pflege so weit gekräftigt, dass die Operation vorgenommen werden konnte.

Voroperation: Am 18. Juni 1856, zum Zweck der Zurückschiebung des Mittelstücks in das Niveau beider Oberkiefer, wird aus den Septum der Nasenhöhle unmittelbar hinter dem Mittelkieferstücke ein gleichschenkliches Dreieck mit einer Basis von $^1/_2$ Zoll und etwas grösserer Höhe excidirt. Zur Ausführung des unteren Theiles des Schnittes musste wegen der knöchernen Beschaffenheit eine kleine L i s t e r'sche Knochenscheere benutzt werden, in den oberen knorpeligen Partien reichte eine gewöhnliche Scheere hin.

Die Blutung war lebhaft, so dass das Kind blass und etwas hinfällig wurde, stand aber nach beendigter Excision bei Anwendung von in kaltes Wasser getauchten Schwämme sehr bald.

Das Mittelkieferstück war durch diese Operation so beweglich geworden, dass es sich bequem in das Niveau der Oberkieferalveolartheile zurückbringen liess.

Die anfänglich in Anwendung gebrachte Befestigung des Zwischenkieferstücks mittelst langer an den Enden gespaltener Heftpflasterstreifen, deren mittlerer Theil im Nacken angelegt wurde, während die gespaltenen Enden über den Mittelkieferstücke gekreuzt wurden, wurde weil der Verband sich sehr bald verschob und immer erneuert werden musste, verlassen und durch kurze Collodialstreifen ersetzt, welcher Verband alle zwei Tage erneuert wurde.

Resultat bis zum 1. Juli:

Obwohl das Mittelstück noch beweglich ist und nach Abnahme des Verbandes noch etwas vorspringt, so sind doch die gewonnenen Vortheile eclatant. Die sofort nach der Operation durch Zurückbringung des Mittelstückes abgeplattete Nasenspitze hat sich nicht nur gehoben, sondern es hat sich auch die vorher unmittelbare Verbindung derselben mit ersterem zu einem kurzen häutigen Septum ausgezogen, ohne dass das Mittelstück der Lippe dem Zuge gefolgt wäre. Dieses erscheint vielmehr durch die andauernde Compression etwas breiter, und da auch

die Seitentheile der Oberlippe durch den Verband her-
angezogen sind, so erscheinen die Spalten selbst · nach
Abnahme des Verbandes um ein bedeutendes schmaler
als früher.

Besichtigung am 31. Juli

Das Zwischenkieferstück hat sich in seiner neuen
Lage noch mehr befestigt, ist nur wenig mehr seitlich
beweglich und verharrt auch nach Abnahme des Verbandes in der Ebene der seitlichen Alveolarränder. Ausserdem hat sich ein allerdings nur kurzes aber doch aus-
reichendes Septum narium gebildet ohne Verkleinerung
des mittleren Läppchens, so dass eine besondere ·For-
mation des Septum nicht mehr nothwendig erscheint.
Allgemeinbefinden und Ernährung des Kindes ist gut.

Operation am selbigen Tage.

I. Act.

Um beide Nasenflügel werden bis in die entspre-
chende Lippenspalte halbkreisförmige Schnitte geführt.
Die Schnitte gehen durch die Haut und diedarunter liegen
den Muskeln bis auf den Knochen, sodann werden sowohl
die Nasenflügel als auch die beiden Lippentheile von dem
darunter liegenden Oberkieferknochen in grosser Ausdehnung gelöst, um auf diese Weise eine solche Ver-
schiebbarkeit der Theile zu erhalten, dass die verticalen
Spaltränder horizontal verschoben und als Lippenränder
benutzt werden können. Die Blutung war in· diesem
Acte der Operation sehr lebhaft; stand aber theils auf
Compression theils von selbst.

II. Act.

Es wurde das mittlere Lippenstück von der Vorder-
fläche des Zwischenkieferknochens gelöst und durch Be-
schneiden der Ränder in Dreieckform gebracht,· wobei

die freien Seiten des Dreiecks leicht convex gemacht wurden. : Die concaven Wundränder der seitlichen Lippentheile wurden an diese convexen Wundränder des Mittelstücks so angelegt, dass ein Theil der seitlichen Lippenränder sich noch in grader Linie berührte, ohne dass eine Einkerbung in der Mitte der neugebildeten Lippe stattgefunden hätte, namentlich nachdem man noch aus der Mitte der halbkreisförmigen Schnitte parallel mit den Lippenrändern die Roser'schen Hülfsschnitte etwas nach aussen und abwärts geführt hatte. Die Vereinigung der Wunde geschah mit den gewöhnlichen Knopfnähten, die Unterstützung durch Collodialstreifen.

Am 4. August war vollständige Vereinigung erfolgt. Kleine Spalten in den seitlichen Nähten heilten unter Anwendung des Höllensteinstiftes bald.

Eine kleine Einkerbung am unteren Rande der Oberlippe erforderte am 2. Sept. eine Nachoperation.

Am 21. September wurde das Kind geheilt entlassen.

Am 1. Juni 1860 wurde das Kind, damals 5 Jahre alt, in der Klinik wieder vorgestellt. Die Nase stumpf, der horizontale Theil schräg nach oben gerichtet, die Nasenlöcher klein, rundlich, Nasenflügel einander näher gerückt, Oberlippe etwas höher als normal, Narbe wenig sichtbar, ganz unbedeutende Einziehung am Lippenroth in der Medianlinie.

Das Zwischenkieferstück beweglich, offenbar im Wachsthum zurückgeblieben, enthält die beiden mittleren aber nach aussen und unten divergirenden Schneidezähne. Der Alveolarrand des Mittelkieferstücks steht reichlich 3 Linien höher als die Alveolarränder beider Oberkiefer, welche jederseits den gerade nach abwärts stehenden

Eckzahn und weiter nach rückwärts die übrigen Zähne tragen.

Im Juni 1867

wurde das Kind, jetzt 12 Jahre alt, abermals vorgestellt. Die Uebelstände, welche durch die Erhaltung des Zwischenkieferstückes hervorgetreten sind, erscheinen noch viel auffälliger. Das Mittelkieferstück hat an dem Wachsthume des Kopfskelettes keinen Antheil genommen; es ist daher viel beweglicher als früher und der Niveauunterschied des unteren Randes des Alveolarfortsatzes desselben und desjenigen des Oberkiefers ist noch bedeutender.

Ueberdies wird das Kind durch den kleinen und beweglichen Zwischenkiefer beim Kauen wesentlich behindert; namentlich ist es ihm geradezu unmöglich, von Brod und anderen festen Dingen etwas abzubeissen. Auch beim Sprechen ist das Kind behindert durch die Beweglichkeit des Knochenstückes.

––––––––––

Daraus ersehen wir, wie sich unter der Nadel und kurze Zeit nachher die Sache ganz gut macht, so dass der Operateur Hoffnung auf Erfolg haben kann; — aber diese Hoffnung erweist sich mit der Zeit, meist erst nach Verlauf von Jahren, als Täuschung, und mir will es scheinen, dass denjenigen, welche so sehr für die Erhaltung des Zwischenkiefers auftreten, am wenigsten ihre operirten Patienten in späteren Lebensjahren wiedergesehen haben.

In Erwägung alles dessen folgen wir bereitwilligst der Autorität unseres theuren Lehrers, des Herrn Geh. Hofrath Dr. Ried und halten dafür, dass die Erhaltung des Zwischenkiefers keine Berechtigung habe und stützen diese unsere Meinung mit folgenden Gründen:

1. ist der Zwischenkiefer deform gebildet und fügt sich nicht in den Zwischenraum zwischen die Alveolen der beiden Oberkieferbeine; die Deformität des Zwischenkieferstücks liegt theils in der Form des Knochenstücks — theils in der Stellung oder Lagerung der Zähne. (Siehe beigefügte Figuren,

2. das zwischen die beiden Alveolarfortsätze des Oberkieferstückes eingefügte Zwischenkieferstück verwächst nicht, sondern bleibt beweglich und nützt darum beim Beissen und Kauen nicht nur nichts, sondern behindert noch die Betreffenden.

3. Das Zwischenkieferstück, namentlich wenn man dasselbe durch Excision aus dem Vomer - reduzirt hat, wächst nicht weiter sondern bleibt klein, so dass also nicht einmal dessen Zähne in gleicher Höhe mit denen des Oberkiefers stehen

Dieser Gründe halber verzichten wir auf die Operation mit Erhaltung des Zwischenkiefers, um so mehr als wir etwas Besseres, das weniger eingreifend und doch vortheilhafter ist, an ihre Stelle zu setzen im Stande sind. Es setzt sich dieses Bessere aus zwei Factoren zusammen; früher als man den einen Factor noch nicht kannte, war natürlich mit dem anderen nicht zu rechnen, und darum wurde die alte ursprüngliche Methode, die Wegnahme des Zwischenkiefers, von Dupuytren empfohlen, als mit zu grossen Nachtheilen verbunden hingestellt und ein anderer Operationsweg gesucht, gefunden, geübt, in Folge mangelhafte Resultate wieder verlassen und etwas anderes an die Stelle gesetzt, denn auch wieder die Ungunst des Schicksals das Terrain ent-

riss, und so ging es fort, bis die Reihe der Methoden
erschöpft war — und doch noch Mängel.

So sind wird jetzt wieder daher zurückgekehrt, von
wo wir ausgingen, nämlich zur Wegnahme des Zwischenkiefers; allerdings mit Hinzufügung einer Vorrichtung,
die der Operation erst dem rechten Werth verleiht und
sie mit Recht über alle derzeitigen Operationen erhebt.

Es ist das der S u e r s e n 'sche Obturator, bestehend
aus einer Gaumenplatte mit dickem Fortsatze, erstere
an die vorhandenen Zähne befestigt, letzterer zwischen
den beiden Hälften des Gaumensegels in den Schlund
hineinragend. Hauptbedingung für ein günstiges Resultat ist, dass die Gaumenplatte sowohl wie der Fortsatz
genau der Gaumenconfiguration des betreffenden Indiv-
duums angepasst sei. Es wird dadurch ein vollkommener
Abschluss zwischen Mund und Nase erreicht und eine
reine Sprache ermöglicht; letzteres insbesondere, wenn
man schon früh den Kindern eine solche Gaumenplatte
tragen lässt, um der Angewöhnung fehlerhafter Aus-
sprache entgegenzuarbeiten

Auch hindert nichts, diesem Obturator einen künst-
lichen Zwischenkiefer mit Zähnen anfügen zu lassen, um
den Erfolg vollständig zu machen. Dadurch werden die
Gründe, die gegen die Wegnahme des Zwischenkiefers
geltend gemacht werden, nicht nur nicht geschwächt, sondern ganz gehoben. Der Operirte hat seine Schneidezähne und damit ein Gegengewicht gegen Schiefstellung
oder abnormes Emporragen der gegenüberstehenden
Schneidezähne des Unterkiefers sowie gegen Zurücksin-
ken der Oberlippe und das dadurch bedingte stärkere
Hervortreten der Nase.

Auch dürfte dem Oberkiefergerüste die Verkleinerung in querer Richtung genommen sein, da der Alveolarbogen ringsum geschlossen ist, und der Contradruck vom Zwischenkiefer her der Verkleinerung entgegensteht. Um vollständigen Erfolg zu haben, muss allerdings der künstlich hergestellte Zwischenkiefer genau der Alveolarlücke angepasst sein und dem Wachsthume der Oberkiefer sich accommodiren.

CPSIA information can be obtained
at www.ICGtesting.com
Printed in the USA
BVHW04*0957210918
527934BV00033B/1139/P